MÉMOIRE

SUR LE

SULFATE DE QUININE,

RETIRÉ DES QUINQUINAS ÉPUISÉS PAR LES DÉCOCTIONS;

Par M. GUERETTE,

PHARMACIEN PRINCIPAL D'ARMÉE, PHARMACIEN EN CHEF
DE L'HÔPITAL MILITAIRE DE TOULOUSE, CHEVALIER
DE L'ORDRE ROYAL DE LA LÉGION D'HONNEUR.

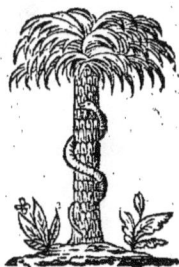

1825.

MÉMOIRE

SUR LE SULFATE DE QUININE,

RETIRÉ DES QUINQUINAS ÉPUISÉS PAR LES DÉCOCTIONS (*;

Par M. GUERETTE,

PHARMACIEN PRINCIPAL D'ARMÉE, PHARMACIEN EN CHEF DE
L'HÔPITAL MILITAIRE DE TOULOUSE, CHEVALIER DE
L'ORDRE ROYAL DE LA LÉGION D'HONNEUR.

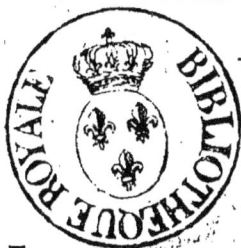

> Nihil tam difficile est, quin quærendo
> investigari possit.
>
> *Pensées de* TERENCE.

La découverte de la *Quinine* est, sans contredit, un des plus importans services que la Pharmacie ait rendu à l'art de guérir ; il était, seulement, à regretter que, dans le commencement, cette précieuse substance se maintînt à un prix aussi élevé : dans l'intention d'en rendre l'usage plus fréquent, en la mettant, par son prix, plus à la portée du public, plusieurs pharmaciens distingués s'occupèrent successivement des moyens de l'obtenir en plus grande quantité et plus facilement, en employant des procédés plus simples, plus économiques et plus directs. Leurs travaux ont été couronnés d'un succès complet, et le *Sulfate de Quinine* se trouvant actuellement au niveau et dans les proportions du prix du Quina, qui le produit, on peut dire que le but qu'ils s'étaient

---

*) Ce Mémoire a été présenté à la Société de Médecine de Toulouse, en séance ordinaire, le 15 décembre 1824 ; le 9 mars 1825 elle a entendu, en séance extraordinaire, le rapport ci-annexé.

proposé a été rempli ; cependant tout n'était pas épuisé sur cette matière, et rien n'est perdu en chimie. Des essais sur les Quinas épuisés par de fortes et longues décoctions m'ont conduit à une découverte qui peut avoir une grande influence en médecine, non-seulement par l'usage plus fréquent et le prix plus modéré de ce précieux médicament ; mais aussi en fixant l'opinion des Médecins sur les diverses propriétés et modes d'action des Quinquinas : ce sera, sans doute, rendre un service à la société, et, en particulier, aux grands établissemens et aux hôpitaux civils et militaires de tous les pays, que de leur indiquer les moyens d'obtenir le *Sulfate de Quinine* avec beaucoup plus de facilité et à très-peu de frais, puisqu'il ne peut coûter que le vingtième de sa valeur commerciale pour les dépenses de préparation. C'est dans ces vues que je rends compte de mes essais, en laissant à chacun de ceux qui m'ont devancé dans ce genre de recherches tout le mérite de ses utiles travaux.

Cuique suum.

A l'époque des intéressantes analises des Quinquinas et de ses variétés, par MM. Laubert, Vauquelin, Streusse et Gomez, et par suite des travaux de MM. Pelletier, Caventou, Robiquet et Henri fils, sur la *Quinine* qui en fut le résultat, je pensai que les Quinas épuisés par de longues et fortes décoctions, et qui étaient jetés comme inutiles, devaient contenir encore tout le corps, ou tous les principes des corps insolubles dans l'eau bouillante. En conséquence, j'entrepris, il y a cinq ans, sur cette substance, regardée comme inerte, des essais ; et, par différens procédés, j'obtins divers produits dont je parlerai plus tard.

1.er Essai. 4 kil. de Quina jaune (Cinchona cordifolia),

épuisé par de fortes décoctions pour les pansemens, après avoir été séchés et mis en poudre, furent placés dans le bain-marie d'un alambic avec 8 kil. d'alcohol à 30°, et, après avoir bien luté, furent mis dans la cucurbite pleine d'eau bouillante, qui fut renouvelée pendant trois jours, deux fois par jour; le quatrième, je filtrai la teinture, qui était extrêmement chargée : elle fut distillée au bain-marie, et j'en retirai 6 kil. à 32°; j'évaporai, et j'obtins 560 gram. d'extrait alcoholique de belle qualité, réservé pour le service.

2.ᵉ Essai. 2 kil. du même furent traités de la même manière, avec 3 kil. d'alcohol à 32°; je précipitai par l'eau bouillante, et j'obtins 180 gram. de résine; puis ayant distillé l'alcohol affaibli, j'obtins 3 kil. d'alcohol à 22°. Le liquide restant dans le bain-marie fut mis dans une cruche, et placé dans un endroit très-frais; je le décantai trois mois après, et trouvai aux parois un dépôt, ou, plutôt, une croûte brune d'une ligne d'épaisseur, présentant des milliers de facettes brillantes comme le mica, d'une saveur salée très-amère; c'était du quinate de chaux, qui, desséché, pesait 200 gram. : j'ai aussi conservé ces deux produits.

Ces essais, ainsi que d'autres, avaient été plusieurs fois interrompus, lorsque l'établissement de l'hôpital militaire d'instruction de Toulouse, au mois de juillet 1823, me donna occasion de les reprendre pour l'instruction des pharmaciens de l'école, et pour procurer du *Sulfate de Quinine* réclamé pour le service; ils furent suivis jusqu'au mois de septembre, et j'obtins un succès qui alla au-delà de mon attente.

3.ᵉ Essai. J'ai traité 2 kil. du même, totalement épuisé, séché et mis en poudre fine, avec 10 kil. d'eau distillée aiguisée de 50 gr. d'acide sulfurique à 66°; j'ai répété deux

fois les décoctions, les ayant réunies et décolorées par la chaux
vive ; j'ai filtré, lavé et séché le précipité, qui fut mis dans
le bain-marie d'un alambic avec 3 kil. d'alcohol à 36° ; j'ai
entretenu le feu à la température de l'eau bouillante dans la
cucurbite pendant deux heures, ayant eu soin de mettre
une bouteille à l'alonge ; ce qui me guidait en même temps
pour le degré de chaleur : je délutai et décantai la liqueur,
qui était extrêmement amère ; je remis sur le marc la même
quantité d'alcohol, et procédai comme la première fois. Ayant
réuni les liqueurs dans le bain-marie, je distillai et retirai
les 4/5 en deux produits ; savoir : 2 kil. 3/4 à 35° et 1
kil. 1/2 à 30°. La matière brune fut retirée du bain-
marie, mise dans une capsule, traitée avec l'acide sulfurique
affaibli, que je laissai en excès ; ce dont je m'assurai par le
papier à réactif, et j'ajoutai un peu de charbon animal :
après avoir filtré, je laissai refroidir ; en moins d'une demi-
heure toute la masse fut prise ; l'ayant filtrée, j'ai obtenu
des cristaux très-blancs, qui, desséchés sur le filtre, pesaient
17 gr. (ci-joint l'échantillon). Les eaux-mères, les eaux
de lavage ont été évaporées, traitées par la magnésie, et
reprises par l'alcohol, de la même manière que dans la pré-
cédente opération : elles n'ont pas donné des cristaux ; mais
un liquide épais et très-visqueux, que je joindrai aux autres
produits, pour en faire de la *Quinine* ou son *Sulfate*.

On jugera facilement, par l'exposé de ces essais, que je
n'ai rien cherché de nouveau, soit dans le procédé, soit
dans les résultats : j'ai fait de l'extrait alcoholique de Quina,
de la résine de Quina, du quinate de chaux, et dans le
dernier, j'ai fait du *Sulfate de Quinine*, en suivant, à peu
de choses près, le procédé de M. Henri fils ; je ferai, seulement, remarquer que le Quina épuisé a fourni, à peu près,

la même quantité de sulfate que celle qui est annoncée par les auteurs, et qu'à la première cristallisation le sulfate est très-blanc et n'a pas besoin d'être purifié; ce qui n'arrive pas avec le Quina vierge. Ne peut-on pas présumer que cette particularité n'est due qu'aux longues décoctions qu'a subi le Quina, qui se trouve de cette manière lavé et privé de sa matière colorante extractive, et même de son huile verte, dont il est si difficile de débarrasser la *Quinine?* Je pense donc, que, pour obtenir plus blancs, et avec plus de facilité, les alcalis et les sels alcalins des Quinquinas, il conviendrait de soumettre ces écorces à des décoctions préliminaires, et, même, d'en séparer les extraits, qui, d'après des expériences dont je rendrai compte, paraissent ne pas contenir de *Quinine*. Ainsi, les Médecins étant plus à même de juger les propriétés de chacune de ces substances en particulier, leurs différens modes d'action dans le traitement des maladies, pourront les employer séparément d'après les indications et le but qu'ils se proposent de remplir. Je laisse aux savans à décider cette question si importante pour la Chimie, la Pathologie et la Thérapeutique. Tels sont, en partie, les avantages qui, sous ces rapports, peuvent résulter de cette découverte ; mais qui, dans l'intérêt général de la société et du commerce, en présente, peut-être, de plus importans au gouvernement, par la grande économie qu'elle offrira dans les hôpitaux civils et militaires, et dans tous les établissemens publics, et par l'affranchissement d'une bonne partie d'un tribut énorme payé à l'Amérique du sud.

Désirant, par de nouvelles expériences, vérifier ces conjectures, et m'assurer, 1.º si le Quina vierge (non épuisé) produirait la même quantité et qualité de *Sulfate de Quinine* que le Quina épuisé, j'ai fait les essais suivans :

4.ᵉ Essai. J'ai mis en poudre 2 kil. de Quina vierge ; de la même qualité que le Quina épuisé. Je l'ai traité de la même manière et dans les mêmes proportions que dans l'essai n.° 3. Je n'ai obtenu, après trois dépurations, que 18 gram. de *Sulfate de Quinine*, couleur nankin, et qui, pour avoir la blancheur et le velouté de l'essai n.° 3, devrait être encore dépuré, et perdrait, au moins, un dix-huitième de la matière colorante qu'il retient (ci-joint l'échantillon). Il me restait à vérifier, par des analises ou des procédés directs, si les décoctions aqueuses et les extraits alcoholiques de Quina contenaient de la *Quinine*; en conséquence, j'ai continué mes essais de la manière suivante.

5.ᵉ Essai. J'ai traité séparément les deux produits de l'essai n.° 2 (1.°, 180 gram. de résine pure ; 2.°, les 200 gr. de la substance extractive micacée, ou quinate de chaux) par l'eau aiguisée, en suivant les mêmes procédés et les mêmes proportions relatives qu'au 3.ᵉ essai ; j'ai précipité par la chaux, et repris par l'alcohol bouillant, en laissant un léger excès d'acide ; et le n.° 1.ᵉʳ (180 gram. de résine) m'a donné 13 gr. de *Sulfate de Quinine* : j'ai dû le dépurer trois fois, et il n'est pas très-blanc (ci-joint l'échantillon). Le n.° 2 (200 gram. de matière extractive) n'a fourni qu'une liqueur amère très-visqueuse, qui, par l'évaporation, s'est épaissie comme du sirop, et n'a pas voulu cristalliser. Je l'ai conservée pour la joindre aux eaux-mères.

6.ᵉ Essai. J'ai employé exactement les mêmes procédés sur le produit du 1.ᵉʳ essai du Quina épuisé (extrait alcoholique); mais celui obtenu par l'opération citée, ayant été employé pour le service de l'hôpital, et ne pouvant, d'ailleurs, servir à mon expérience, ayant été fait avec l'alcohol à 30°, j'en ai préparé du nouveau de la même manière ; mais avec de l'alcohol aqueux à 20° : de 500 gram. de Quina épuisé j'ai obtenu 60 gr. d'extrait alcoholique, que j'ai soumis, avec le plus grand soin, aux mêmes procédés pour en obtenir le *Sulfate de Quinine ;* mais il n'a donné qu'une substance visqueuse, pareille à celle produite par les 200 gram. de la matière extractive micacée de l'essai précédent : l'écorce du Quina, doublement épuisée par les décoctions aqueuses et par les infusions alcoholiques, ayant été séchée et mise en poudre, pesait 400 gram., et avait ainsi perdu 100 gr. ; j'en ai retiré par le procédé ordinaire 4 gram. 3 décigr. de *Sulfate de Quinine,* très-soyeux et très-blanc (ci-joint l'échantillon).

7.ᵉ Essai. Pour ne rien laisser à désirer sur la probabilité de mon opinion, j'ai de nouveau soumis 500 gr. de Quina vierge à de fortes décoctions que j'ai rapprochées en consistance de sirop très-épais ; je les ai traitées par l'eau aiguisée de la même manière que dans les précédentes opérations, je n'ai encore obtenu qu'une matière visqueuse incristallisable, qui, évaporée, ressemblait à de la glu. L'écorce du Quina séchée, pulvérisée, et traitée par le procédé ordinaire, m'a donné 5 gr. et 1/2 de *Sulfate de Quinine,* moins blanc, mais soyeux et plus compacte que le précédent. (ci-joint l'échantillon)

8.ᵉ Essai. Ayant conservé les eaux-mères et les eaux de lavage des cinq opérations de *Sulfate de Quinine,* qui avaient toujours refusé de cristalliser, ainsi que les substances visqueuses, produit des décoctions aqueuses et des extraits alcoholiques, j'ai voulu voir si leur réunion ne produirait pas de *Sulfate de Quinine,* d'après l'opinion de M. Laubert, qui pense « que les principes des Quinas peuvent

» se réunir de différentes manières, et qu'ils jouent, les
» uns à l'égard des autres, le rôle d'acides et d'alcalis,
» c'est-à-dire, qu'ils peuvent se comporter entr'eux d'une
» manière analogue, et, notamment, que la matière colo-
» rante joue le rôle d'acide», etc. Les ayant donc mélan-
gées, j'ajoutai du charbon animal et un peu d'eau aiguisée;
je laissai cinq minutes sur le feu, et je versai sur le filtre:
la liqueur évaporée donna 8 gram. de *Sulfate de Quinine*
assez blanc. (ci-joint l'échantillon)

Je dois faire observer qu'il n'y a pas eu la moitié de
la liqueur employée dans cette opération, plus de l'autre
moitié ayant été perdue dans des essais qui n'ont présenté
aucun résultat. L'eau-mère évaporée s'est séparée en deux
liquides, l'un, limpide et léger, l'autre, gras et épais. D'après
ce résultat, l'opinion de M. Laubert se trouverait parfai-
tement confirmée; et je pense que l'on peut être conduit
à tirer de ces essais la conséquence, que les décoctions
aqueuses et les extraits aqueux, et par l'alcohol faible, ne
contiennent pas sensiblement de *Quinine*, quoiqu'ils puis-
sent contenir les uns et les autres certains principes (analogues aux acides) qui, réunis à ceux analogues aux alcalis,
la constituent. Mais les derniers ne se trouvant, ni dans
les décoctions aqueuses, ni dans les infusions alcoholiques,
et ne pouvant être extraits des Quinquinas que par l'alcohol
à 36°, et bouillant, ou par l'eau aiguisée et bouillante, il
n'a pu s'y former de *Sulfate de Quinine*, qu'en les réunis-
sant aux eaux-mères, qui contenaient, encore en excès, les
principes analogues aux alcalis; et ce n'est qu'ainsi que la
résine pure, qui réunit les uns et les autres principes, forme
du *Sulfate de Quinine*, comme il conste par l'essai n.° 5,

où 180 gram. de résine pure, retirée par l'alcohol bouillant, à 36°, ont donné 13 gram. de *Sulfate de Quinine*.

Perpensis perpendendis, consultis consulendis.

9.ᵉ Essai. Après avoir terminé ce Mémoire, ayant encore à ma disposition deux kil. du même Quina épuisé (Cinchona cordifolia), j'ai répété l'opération n.° 3, en suivant les mêmes procédés, avec cette différence, qu'à chacune des décoctions j'ai ajouté un tiers de plus d'acide sulfurique (75 au lieu de 50 gr.), et que j'ai épuisé les précipités trois fois, au lieu de deux, par la même quantité d'alcohol à chaque fois; enfin, qu'après avoir évaporé et filtré les teintures, j'ai encore épuisé, par des lavages successifs à l'alcohol froid, et des lavages aqueux acidulés et portés à 60° de Réaumur, le charbon animal qui restait sur les filtres; au lieu de 17 gram., produit du 3.ᵉ essai, j'ai obtenu 24 gram., tout aussi soyeux et aussi blanc à la première cristallisation. Les eaux-mères et les eaux de lavage, remises dans la capsule avec un peu de charbon et un peu d'eau aiguisée, furent évaporées, filtrées et abandonnées à elles-mêmes pendant trois jours; elles ont laissé déposer de nouveaux cristaux, salis par la matière colorante extractive, et il s'est formé à leur surface une pellicule blanche, sous forme de petits boutons. Tous les cristaux ayant été lavés à l'eau froide, furent filtrés et séchés; ils pesaient 11 gram. et 1/2 (ils ne sont pas aussi blancs, et sont plus compactes que les premiers); ce qui fait 34 gram. et 1/2 pour produit de cette opération. (ci-joint les échantillons des deux produits)

10.ᵉ Essai. Le résultat de cette dernière opération, double de l'essai n.° 3 (Quina épuisé), m'engagea à réitérer l'essai

*

n.º 4 (Quina vierge) ; j'y étais, d'ailleurs ; obligé, pour m'assurer, par les mêmes procédés, de la différence des produits, et, sur-tout, pour opposer aux objections qu'on était en droit de faire à l'opinion que j'avais émise, « que les décoctions et les extraits aqueux ou à l'alcohol faible ne contiennent pas de *Quinine*, etc. ». Je répétai donc cet essai ; mais je mis 100 gram. au lieu de 75 d'acide sulfurique par 15 kil. d'eau : dans les trois décoctions je rapprochai et précipitai trois fois ; j'épuisai les précipités par 4 kil. d'alcohol à 36° bouillant à chaque fois. Ayant évaporé et filtré, j'ai épuisé par de nouveaux lavages les résidus et les filtres, et j'ai obtenu 33 gram. au premier produit, et 10 au second (ci-joint les deux échantillons). Cette grande différence dans les produits de ces deux opérations avec les essais n.ᵒˢ 3 et 4, ne peut, je pense, être attribuée qu'aux doses plus fortes d'acide sulfurique dans les décoctions, qu'à l'action plus énergique de l'alcohol sur les précipités, qu'aux lavages successifs des résidus et des filtres ; enfin, qu'aux eaux-mères, qui, mieux traitées, ont donné près d'un quart du produit : quant à la différence de ces deux opérations entr'elles, je n'en persiste pas moins à croire qu'elle n'est due qu'aux mêmes causes, c'est-à-dire, que les procédés n'ont pas été aussi actifs à la première qu'à la seconde ; et, notamment, qu'à la seconde, j'ai rapproché et précipité deux fois plus qu'à la première les décoctions plus aiguisées ; je crois aussi devoir faire observer que le *Sulfate de Quinine* de Quina vierge n'est pas aussi blanc que celui du Quina épuisé, quoiqu'il ait subi plus de lavages. (ci-joint les échantillons)

11.ᵉ ESSAI. Ayant eu soin de conserver tous les précipités, tous les résidus et tous les filtres de ces essais, et persuadé , d'après les deux dernières opérations , qu'ils devaient contenir encore de la *Quinine*, j'ai cru devoir les réunir dans le bain-marie d'un alambic que j'ai bien luté, après les avoir mis en poudre , et recouvert par trois litres d'alcohol à 22°; je l'ai entretenu de 60 à 70° de Réaumur, en renouvelant souvent l'eau bouillante dans la cucurbite pendant douze heures. J'ai décanté la teinture, que j'ai rem-placée par de l'alcohol à 30° pendant six heures ; j'ai décanté de nouveau et exprimé cette dernière teinture, qui, réunie à la première, a été distillée au bain-marie, et a donné 5 kil. d'alcohol à 24°. La substance visqueuse, retirée et trai-tée par les procédés ordinaires, a encore donné 10 gram. de *Sulfate de Quinine* très-blanc et très-léger. Les eaux-mères et les eaux de lavage n'ont pas donné de cristaux, ni de pré-cipité , quoiqu'elles eussent été rapprochées et traitées par la chaux, etc., mais un liquide brun, épais et très-onctueux, qui, sans doute, contient encore de la *Quinine*, qu'il déposera, et que j'examinerai plus tard.

12.ᵉ ESSAI. Les décoctions aiguisées qui, au 10.ᵉ essai, avaient fourni les précipités pour le *Sulfate de Quinine*, ont été évaporées et rapprochées en consistance d'extrait ; séché au bain-marie, il pesait 460 gr. (ci-joint l'échantillon) 100 gr. de cet extrait, traité par l'eau aiguisée, préci-pité par la chaux, et repris par la manière ordinaire, n'ont pas donné des traces de *Quinine;* 100 gram. de cette subs-tance extractive, dissoute dans l'eau distillée et filtrée, ont donné un précipité, qui, desséché, pesait 80 gram. L'oxa-late d'ammoniaque et le papier réactif m'ont fait connaître que c'était du Sur-Sulfate de chaux; 50 gram. dissous dans l'alcohol à 36° ont donné le même précipité, plus une

**

substance extracto-gommeuse, sans aucune trace de *Quinine* (ci-joint l'échantillon).

Cette série d'expériences, faites avec soin et exactitude , et qui pourraient encore être simplifiées, démontre , je pense, que le Quina épuisé peut fournir, à peu près , la même quantité de *Sulfate de Quinine* que le Quina vierge, et prouve, au moins , sous les rapports d'économie et d'utilité publiques, tout l'avantage et toute l'importance de cette découverte. S'il reste quelques doutes sur les deux propositions que j'ai émises dans ce Mémoire , il serait à désirer que des médecins et des chimistes plus éclairés que moi voulussent, par des analises rigoureuses et des observations suivies, s'en assurer , et décider cette question. Je me croirais trop heureux d'avoir attiré leur attention sur un sujet qui intéresse autant la médecine que la chimie ; et sur lequel je ne puis , ni ne dois prononcer.

Ut desint vires, tamen laudanda voluntas.

Toulouse, le 24 septembre 1824.

GUERETTE.

RÉSUMÉ

Des différentes opérations du SULFATE DE QUININE.

3.ᵉ Essai. { Échantillon des 17 gram. de *Sulfate de Quinine*, retiré à la première cristallisation, de 2 kil. de Quina épuisé.

4.ᵉ Essai. { *Idem* des 18 gram. de *Sulfate de Quinine*, retiré après trois dépurations, de 2 kil. de Quina vierge.

5.ᵉ Essai. { *Idem* des 13 gram. de *Sulfate de Quinine* retiré de 180 gr. de résine pure, produit de l'essai n.º 2.

6.º Essai. { *Idem* des 4 gram. 3/4 de *Sulfate de Quinine* retiré de 400 gram. de Quina épuisé par les décoctions et infusions alcoholiques, qui avaient donné l'extrait.

7.º Essai. { *Idem* des 5 gram. et 1/2 de *Sulfate de Quinine* retiré des 500 gr. de Quina vierge, après en avoir retiré l'extrait alcoholique.

8.º Essai. { *Idem* de 8 gram. de *Sulfate de Quinine* retiré des eaux-mères et des eaux de lavage réunies aux substances visqueuses de tous les essais.

9.ᵉ Essai. { ÉCHANTILLON de 35 gram. 1/2 de *Sulfate de Quinine,* formé, 1.° des 24 gram. du premier produit de 2 kil. de Quina épuisé par l'eau aiguisée de moitié en sus d'acide sulfurique (75 au lieu de 50 gr.), et des trois *infusum* à l'alcohol bouillant; 2.° des 11 gr. et 1/2 de *Sulfate de Quinine,* retiré du deuxième produit, par l'évaporation des eaux-mères et des eaux de lavages.

10.° Essai. { *Idem* de 43 gram. de *Sulfate de Quinine,* résultant, 1.° des 33 gram. du premier produit de 2 kil. de Quina vierge, traité avec double dose d'acide sulfurique (100 au lieu de 50), et 4 kil. d'alcohol à 36°, au lieu de 3 kil. à chaque infusion bouillante, et traitée aussi par trois précipitations, au lieu d'une ; 2.° des 10 gr. résultant du premier produit, obtenu de l'évaporation des eaux-mères et des eaux de lavage.

11.ᵉ Essai. { *Idem* des 10 gr. de *Sulfate de Quinine* retiré des résidus et des filtres.

12.° Essai. { *Idem* des 460 gr. d'un extrait gommeux de Quina obtenu par l'évaporation des décoctions qui ont fourni le *Sulfate de Quinine* de l'essai n.° 10 ; et des 76 gr. de sur-sulfate de chaux, retiré de 100 gr. de l'extrait n.° 12.

RAPPORT

Sur le Mémoire de M. Guerette , *relatif au* Sulfate de Quinine.

La Société de Médecine a confié à MM. Tarbés, Duprat et Magnes-Lahens, tous pharmaciens, le soin de lui faire connaître un manuscrit relatif au *Sulfate de Quinine*, retiré spécialement des Quinquinas épuisés par des décoctions aqueuses. Ce mémoire est présenté par M. Guerette, Pharmacien en chef de l'hopital militaire de Toulouse, et Pharmacien principal des armées du Roi.

Le titre de cet écrit réveille l'attention du pharmacien jaloux de se tenir au courant des découvertes qui honorent sa profession. L'auteur nous paraît fondé à dire, que celle de la *Quinine* est un des plus importans services que la pharmacie ait rendu à l'art de guérir : il était à regretter, ajoute-t-il, que cette précieuse substance se maintînt à un prix aussi élevé que dans le principe. Désireux de contribuer aux moyens de la mettre à la portée de tout le monde, M. Guerette s'est proposé d'ajouter aux travaux entrepris avant lui sur cette matière par MM. Pelletier et Caventou, et perfectionnés successivement par MM. Henri, Robiquet et autres. Il avait supposé que le Quinquina, bien qu'il fût épuisé par de longues décoctions aqueuses, tant pour l'usage intérieur, que pour les pansemens, ne pouvait être entièrement privé de sa résine : l'expérience prouve, en effet, que les extraits aqueux des substances gommo-résineuses ou résino-gommeuses, contiennent de petites quantités de résines proprement dites, et *vice versâ*, lorsque l'alcohol sert de véhicule ; c'est pourquoi on a recours au vin, ou, encore mieux, à l'alcohol dilué, pour obtenir les deux produits à la fois.

Mais, dira-t-on peut-être, puisqu'il a été reconnu de tous les temps, que l'alcohol est le dissolvant des résines, comme l'eau est celui de la matière extractive, comment se fait-il que les chimistes qui les premiers se sont occupés de la préparation de la *Quinine*, en traitant d'abord le Quina par l'alcohol, et successivement par les acides et les substances sub-alcalines, n'ayent pas indiqué le nouveau moyen que nous sommes chargés d'examiner ? Il y a lieu de s'étonner, en effet, de leur silence à cet égard ; et, certes, M. Guerette ne nous paraît pas avoir moins de mérite, de ce que son procédé n'est que l'application d'un principe généralement connu ; nous pensons, en outre, qu'on ne lui devrait pas moins de reconnaissance, alors même qu'il aurait annoncé avoir été conduit à ses expériences par celles qui furent publiées dès 1806 par M. Vauquelin (Annales de chimie, tom. 59).

1.° Relativement à l'action des acides sulfurique et hydrochlorique sur les résidus des Quinquinas épuisés par l'eau bouillante ;

2.° Relativement à l'action de l'alcohol sur ces mêmes résidus.

A la vérité ces recherches n'eurent pas pour résultat la découverte du nouvel alcali végétal, ou de la *Quinine*; mais elles furent fécondes en d'autres faits analogues : déjà long-temps avant cette époque on avait remarqué, dit M. Vauquelin, que le sel essentiel, ou extrait sec de Quina, n'a pas sur les fièvres une action proportionnée à celle de la quantité de cette écorce en poudre, dont il

a été extrait ; ce qui prouve qu'il reste dans le marc quel-
que chose d'utile à la guérison de ces maladies périodiques.

Poursuivant son plan, notre Pharmacien principal, a
fait ramasser, pour les soumettre à différens essais, les
résidus des décoctions de Quinquina, qu'on avait regardées
jusqu'alors comme inertes et complètement inutiles.

Les résultats de ces essais font l'objet du mémoire
que nous analisons. L'auteur y prouve, en premier lieu,
qu'il a obtenu de ces résidus du *Sulfate de Quinine* absolument comparable à celui que l'on retire du Quinquina
vierge, et que les proportions du produit sont, à très-
peu de chose près, les mêmes ; secondement, que les
extraits aqueux ou alcoholiques faibles de Quina, ne contiennent point ou presque point de *Quinine*, et qu'elle ne
peut être retirée des résidus du Quina que par l'alcohol
à 36°, et bouillant ; ou par l'eau aiguisée par un acide,
tels que le sulfurique ou l'hydrochlorique.

Le pharmacien peut donc se promettre à l'avenir une
grande économie, en préparant ainsi le *Sulfate de Quinine* ;
le procédé se réduit, d'ailleurs, à un bien plus petit
nombre d'opérations que ceux qu'on avait imaginés d'abord.

On peut dire que cette découverte n'ajoute pas peu
à celles que nous devons à MM. Pelletier et Caventou,
dont nous venons de parler ; à la vérité, ceux-ci avaient
été guidés par les travaux, sur cette même matière, du
docteur *Gomez*, de Lisbonne ; toutefois, il n'était pas
encore parvenu à isoler la *Quinine*, qu'il appelait *Cinchonin*,
de la matière grasse, résinoïde, qui en déguise les propriétés chimiques.

En vous offrant son mémoire, M. Guerette y a joint
plusieurs échantillons de *Sulfate de Quinine*, provenant

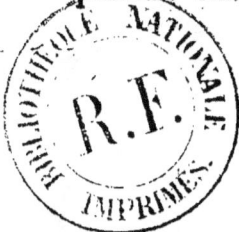

de ses essais , tant pour fortifier ses assertions , que pour constater l'exactitude des détails de manipulation , et bien apprécier ses produits.

Bien qu'ils fussent convaincus de la bonne foi de l'auteur , vos commissaires ont pensé que , pour vous inspirer plus de confiance dans un résultat aussi nouveau qu'important , ils devaient les vérifier par leurs propres recherches : ils ont chargé , en conséquence , le rapporteur de répéter celles aux-quelles s'est livré M. Guerette. Comme ce dernier , M. Magnes-Lahens a opéré sur deux kil. de Quina , dit Kalissaya par les Espagnols (Cinchona cordifolia) , dont toutes les écorces , roulées et très-rugueuses , étaient mêlées d'un tiers environ de Quina gris (Cinchona officinalis) ; on sait que celui-ci est moins riche de *Quinine* que le précédent , qui en contient plus que les autres espèces , sur-tout lorsque ses écorces sont lisses et dénudées. Ces deux kil. de Quina kalissaya , après avoir été réduits en poudre , ont été partagés à la balance en deux parties égales , et traitées séparément , selon la méthode de M. Henri (c'est celle qu'avait suivie M. Guerette lui-même). Toutefois, le second lot venait d'être épuisé par trois longues décoctions suc-cessives, de la matière extractive et de toutes les autres subs-tances solubles dans l'eau.

Les trois *decoctum* réunis ont produit deux hectogr. , ou six onces deux gros , d'extrait de très-bonne qualité , de couleur fauve , d'une surface très-lisse et dont la consis-tance pilulaire ne se laisse nullement altérer par l'humi-dité de l'air : on rapporte cette dernière circonstance, parce que certaines variétés de Quina , plus résineux que le kalissaya , fournissent des extraits aqueux qui jouissent éminemment de la propriété hygrométrique.

Après cette première épreuve, le résidu de la décoction a été soumis séparément, comme le Quina vierge, à l'action successive, deux fois réitérées, de l'acide sulfurique, de la chaux vive, de l'alcohol et du charbon animal ; on a réuni dans le tableau suivant les proportions relatives à chaque lot des produits obtenus.

	Sulfate de Quinine disposé en aiguilles, prismatiques, blanches, produit par la première cristallisation, et entièrement desséché.	Sulfate de Cinchonine, mêlé de Quinine, disposé en forme de houpes soyeuses, d'un blanc sale, retiré de l'eau-mère, et privé aussi de toute l'eau de cristallisation.	Matière résinoïde brune, fournie par l'eau-mère de la seconde cristallisation, et contenant encore des traces de Cinchonine, de Quinine et de Sulfate de chaux.	OBSERVATIONS.
N.º 1. Un kilogramme de Quina vierge a fourni,	10 grammes, ou 2 gros et 1/2.	2 grammes, ou 1/2 gros.	16 grammes, ou 1/2 once.	Il paraît que le sulfate de chaux, dont une partie peut se trouver mêlé avec le sulfate de Quinine du commerce, si on n'a pas opéré exactement, provient de la réaction du sulfate acide de Quinine sur le phosphate et le carbonate de chaux dont se compose en grande partie le charbon animal.
N.º 2. Un kilogramme de Quina, résidu de trois décoctions aqueuses, très-prolongées, a fourni,	6 grammes, ou 1 gros et 1/2.	2 grammes, ou 1/2 gros.	12 grammes, ou 3 gros. *Nota.* Un Pharmacien de Paris, M. *Guilbert,* annonce à l'instant que cette matière est soluble dans l'ammoniaque, qu'elle peut être précipitée par l'acide sulfurique, et que le liquide ne contient plus alors que du sulfate de Quinine, que l'on obtient, par évaporation, d'une blancheur remarquable.	

Il résulte de cet exposé, que les produits qui ont été obtenus par vos commissaires ne diffèrent pas essentiellement de ceux qui sont annoncés dans le mémoire de M. Guerette : comme lui, ils ont cherché dans les extraits aqueux la *Quinine* ou la Cinchonine, et ses résultats négatifs ont été confirmés ; cette épreuve paraissait d'autant plus utile, que l'action de l'acide sulfurique développe dans l'extrait de Quina kalissaya une saveur amère, beaucoup plus intense que celle qui lui est naturelle, et qu'on aurait pu la rapporter à la présence présumée de la *Quinine ;* d'ailleurs, il est généralement connu que tous les Quinquinas de la même variété ne donnent guère à l'analise des résultats identiques ; car certains sont privés absolument des alcalis nouvellement découverts.

Tous ces faits réunis nous paraissent d'un grand intérêt, sur-tout pour le Gouvernement français ; il en résultera à l'avenir une économie considérable, par l'affranchissement d'une partie du tribut à payer, pour le prix des Quinas, à l'Amérique méridionale. La consommation de cette denrée doit diminuer, puisque, après avoir fourni toute sa matière extractive, la même écorce donne encore une grande quantité de sulfate de *Quinine :* il est à regretter qu'il n'en soit pas de même des propriétés médicales de la résine de Quina, épuisée de *Quinine*, que de l'extrait aqueux proprement dit. Celui-ci, quoique ne jouissant pas de la propriété antipériodique dans les accès de fièvre, est encore un bon médicament dans bien d'autres circonstances ; tandis que la résine dépouillée de *Quinine* et de Cinchonine n'offre plus, ni goût, ni odeur, et ne peut être d'aucune utilité.

La pratique de la médecine gagnera beaucoup à la découverte de M. Guerette. En effet, sachant, comme nous l'avons déjà dit, que l'extrait aqueux, dépourvu de *Quinine* et de Cinchonine, véritables principes médicamenteux du Quina, le praticien réservera ce remède pour les circonstances qui n'exigent point le fébrifuge ; il emploîra, avec plus d'avantage et de sureté, la résine de Quinquina, dont l'opération thérapeutique a été rendue plus manifeste par les travaux de MM. Pelletier et Caventou.

Il n'est plus permis d'ignorer l'influence salutaire des alcalis ou des acides mêlés avec le Quinquina : la chimie, débrouillant le mystère de ces associations, nous apprend que les substances alcalines ou terreuses, mettant à nu la *Quinine*, quoique naturellement peu soluble, particulièrement dans l'eau, font développer une action plus forte dans le spécifique du Pérou. Les acides, à leur tour, rendant la *Quinine* soluble, permettent de l'entraîner et la fixer dans les infusions, décoctions, opiats, etc., qui en étaient dépourvus ; leur action, aujourd'hui connue, explique le trouble qui se développe dans les décoctions non acidulées, avant d'avoir été séparées du marc.

La pharmacie-pratique gagne également aux importantes recherches de l'auteur ; en effet, elles apprennent que l'on peut aisément obtenir du sel à base de *Quinine* du Quina qu'un premier emploi faisait rejeter comme inutile ; qu'on les obtient d'une première cristallisation et à peu de frais, et d'autant moins colorés, que l'écorce dont on le tire est déjà dépouillée de la matière extractive : celle-ci, qui a été obtenue séparément, dédommage, en grande partie, des frais de l'opération, qui, à son tour, épargne et conserve au pharmacien cette partie d'alcohol destinée à se perdre par l'emploi des procédés connus avant M. Guerette.

Il est donc évident que l'état, la science, l'économie

pour les malades et pour les pharmaciens, tout profite de la découverte dont nous vous entretenons.

D'après tout ce qui précède, vous devez pressentir, Messieurs, tous les titres de M. GUERETTE à l'estime et à la bienveillance de la Société. Les services qu'il rend sur un sujet que la chimie et la pharmacie semblaient avoir épuisé font concevoir, de sa part, de nouvelles espérances. Familiarisé avec l'histoire naturelle, comme avec la pharmacie théorique et pratique, M. GUERETTE ne peut que les réaliser par le besoin qu'il éprouve de s'instruire toujours davantage.

Toulouse, le 9 mars 1825.

DUPRAT - RICARD, TARBÈS, et MAGNES-LAHENS, *Rapporteur*, signés.

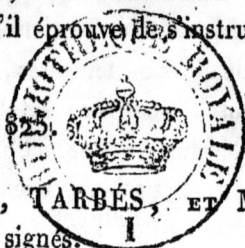

A TOULOUSE,

DE L'IMPRIMERIE DE BELLEGARRIGUE, LIBRAIRE, RUE DES FILATIERS, N.º 31.